ZU ALKALIZE
und
ÜBERLEBEN!

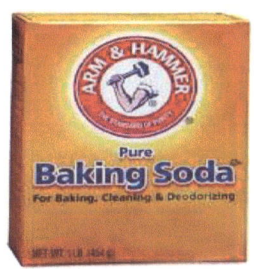

Geschrieben von: Sheila Ber-
Naturopathic Berater.

EINFÜHRUNG:

Ich bin ein Microbiological/chemische Technologist, spielt Arbeiten als Naturopathic Berater.

Ich schreibe dieses Buch zu beraten, zu helfen und zu verhindern, mehrere chronische Krankheiten, die ich selbst erlebt haben.

Ich bin ein Überlebender der Brustkrebs und Morbus Crohn. Ein Großteil der Ratschläge in diesem Buch ist aus meiner Mikro-biologische/chemische Hintergrund von Erfahrung und wissen, wie auch von meiner eigenen persönlichen ein.

Das Buch widme ich meine Söhne: Bernard und Philip. Das Buch ist auch für alle gewidmet, die Hilfe suchen

Ihre unnötige Schmerzen und leiden.

INDEX:

Was ist pH?

pH ist eine Abkürzung für das "Potenzial von Wasserstoff" oder die Säure Alkali-Verhältnis in aller Materie, und unsere 7.365 Körper pH-Messung ist der Maßstab für unsere Gesundheit zu messen.
Unsere normalen pH-Wert kann mit unserem Körper verglichen werdenTemperatur; Wir alle haben einen normalen Bereichswert von 98,6 Grad. Wenn unsere Körpertemperatur steigt oder sinkt
Wir erleben in der Regel Symptome, und was noch wichtiger ist, wir auch wissen Sie, dass es eine Ursache Wenn unsere Temperatur nicht normal ist.

die pH-Skala misst-Säure, Alkali: 0 bis 14.

Unsere Körper pH-Wert sollte 7.365, die neutral angesehen wird.

7.365 neutral, wenn Ihr pH-Wert 6.365 - Sie 10 X mehr saure als Normalbereich sind.

7.365 neutral, wenn Ihr pH-Wert 5.365 ist-Sie 100 X mehr saure als Norml-Bereich sind.

Sie können sehen, wie sich der pH-Wert Verbindungen.
Deshalb werden Menschen das Gefühl, dass ihre
Gesundheit hat schraubte und sind somit zu ergreifen, um
ihre pH-Balance zu normalisieren.

ALKALIZE und Überleben!

BREAST CANCER PREVENTION Tipps und Beratung von SHEILA BER (Überlebender) & Naturopathic Berater.

50 % ALLER KREBSERKRANKUNGEN KÖNNEN VERHINDERT WERDEN!

1) ALKALIZE Körper , 2) Nehmen Sie täglich VITAMIN D3 , 5.000-10.000 IE in 2 geteilt: bin & Uhr einfache, billigste Möglichkeit zum alkalize: 1/2 TL Backpulver in 1 Tasse Wasser, täglich.
Wenn Ihre Nahrung besteht aus übermäßigen Kohlenhydrate (auch Zucker) und Ihren Stress Ebene ist sehr hoch, Sie nehmen Medikamente, Rauchen Sie, Ihr Körper pH-Wert wäre auf jeden Fall sehr sauer.

Sie müssen dann Backpulver nehmen, 2 x am Tag, um Ihren Körper zu gewährleisten ist nicht ACIDIC, so daß es Krebs von blühenden abhalten wird.

Hinweis: Krebszellen Liebe in einer sauren Umgebung nur gedeihen!

Es ist die grundlegende Chemie!

2) Nehmen Sie PROBIOTIKA: 1-2 Kapseln pro Tag.

3) Essen Sie viel Obst und Gemüse. Weniger Kohlenhydrate und Fette.

4) Nehmen Sie 1-2 Esslöffel Flachs Öl und/oder Cod Leber Fischöl täglich! Sie Entzündung verringern, und auch das Risiko für Krebs senken.

5) Nicht rauchen, noch geräucherte Lebensmittel zu essen. Bleiben Sie weg von Fleisch Aufschnitt. Essen Sie, Fisch, Huhn und Leguminosen, die Krebs-Bekämpfung Eigenschaften haben.

6) Verwenden Sie Zahnpasten, die Fluorid und Paraben freisind. Fluorid konkurriert mit dem Jod im Körper, wodurch Schilddrüse und Hormone Ungleichgewicht.

7) Verwenden Sie Reinigungsmittel, die grünen und frei von flüchtigen schädlichen Chemikalien sind.

8) *Deodorantien ersetzen: eine kleine Mischung aus* **Backpulver** *und Wasser zu verwenden, und unter Waffen etc. anwenden.*
Sie halten Sie für mehrere Tage frisch riechen. Sie können täglich wiederholen. Es ist billig, effektiver und einfacher.
Es hinterlässt keine Flecken auf Ihrer Kleidung.

9) *Unterlassen Sie, trinken Alkohol, wenn möglich. Alkohol löst Östrogen, Betankung Krebswachstum, (vor allem hormonelle Krebs), wenn übermäßige.*

10) *Überprüfen Sie regelmäßig Ihre Schilddrüse Ebene. Die Schilddrüse steuert alle Körperfunktionen, einschließlich der Hormone.*

11) *Alle alkoholischen Getränke enthalten Hefe. Hefe Überwucherung ist giftig, zu beschädigen, und machen Sie anfällig für Krebs.*

Wenn Sie essen oder hefig Lebensmittel trinken, Getränke, wie z.B.: PIZZA, Gebäck, Wein, Bier, in Maßen zu konsumieren, und sofort werden Probiotika, die übermäßige Hefe in Ihrem Körper loswerden. Probiotika auch verdauen und Hefe zu töten.

*Bitte beachten Sie: eine starke Präsenz von Hefe/Candida Bergen ein hohes Risiko von Brustkrebs zu erkranken.

12) Ihre Urin-pH-Wert täglich zu überprüfen. Optimaler pH-Wert: 6,5-7,5).

13) Bluttest, einmal in 6 Monaten, und überprüfen Sie Ihre ESR-Ebene. Es gibt die Entzündung Rate in Ihrem Körper. Hohe Entzündung Ebene kann Krebswachstum hervorrufen. Überprüfen Sie auch Ihre Leber -Status.

14) Überprüfen Sie Ihre Hormone Ebene. Wenn Ihr Östrogen-Niveau hoch ist, sind Sie dann als Östrogen dominant werden und daher ein höheres Risiko der Entwicklung von hormonell verbunden Krebs.

Zum Ausgleich Ihre Hormone, es wird empfohlen, Bioidentical Progesteron Creme 3 % - 6 %, einmal oder 2 x tägl..

Sie einfach anwenden es auf der Haut, täglich abwechselnd Bereiche: Bauch, Vordere Hals, innen Mitte-Arme, innen und Rückseite der Oberschenkel.

Sie werden ein Rezept benötigen. Alle Dr. mit ein alternativer Ansatz wird Ihnen gerne behilflich sein.

Bioidentical Progesteron ist vorteilhaft für: Schilddrüse Gleichgewicht, die Gesundheit der Knochen, Herz, Nervensystem und vieles mehr.

Für weitere Informationen gehen Sie zu: http://www.hystersisters.com/VB2/article_97232.htm und http://www.hormone-healthy.com/Benefits_of_Natural_Progesterone.htm.

15) Mit einem Naturopathic Arzt, überprüfen Sie, ob Sie Parasiten, haben vor allem die EGEL, , die Krebs verursachen! Der Test ist kurz und einfach, und es erfolgt über Electro Dermal Sensoren EDV Gerät.

* Ich hatte Brustkrebs, und fand heraus durch diesen Test, die ich Egel übernahm, fast 70 % meines Körpers, wenn der Krebs bereits vorhanden war. Ich hatte früher gewusst, dass ich sie hatte, und bekam eine angemessene Behandlung, Krebs nicht das Ergebnis hätte.

Egel, können Sie durch den Verzehr von Gemüse, falsch gewaschen, auch Fisch und Fleisch ungenügend gekocht.

16) Halten Sie Ihren Stress Ebene nach unten. Finden Sie Möglichkeiten effektiv zu beschäftigen, so dass es nicht negativ, toxische Auswirkungen auf Ihren Körper verlassen, die Krebs oder anderen ernsthaften Erkrankungen führen können.

<u>Körperchemie</u>: Stress, saure Ernährung, Medikamente, Alkohol, Rauchen, Parasiten (einschließlich Hefen, Pilze), alle sauren Körper pH-Wert beitragen. Es ist äußerst schwierig, leicht alkalische bei aller Zeiten, für die meisten Menschen bleiben, wenn eine Handlung, die sauren pH umzukehren
Einfachsten Säure umkehren, alkalize: trinken Sie 1/2 Teelöffel NATRON in 1 Tasse Wasser mit 1 Kalium-Tablette (um die Elektrolyte ausgeglichen zu halten). Tun Sie es 2-3 pro Tag. Backpulver ist harmlos, versorgt Sie mit Energie, Sauerstoff, bessere Verdauung, hinzugefügt hat entgiftende Wirkung und Ihr Körper Säure neutralisiert.

Wenn Ihr Säuregehalt viel zu hoch ist, müssen Sie oben wiederholen 2 - 3 Mal pro Tag, so dass Ihr Körper leicht alkalisch: pH 7,0-7,5.

** Um Ihr Blut-pH-test, überprüfen Sie einfach den pH-Wert im Urin, 2 x pro Tag. Wenn Sie Krebs haben, müssen Sie überprüfen mindestens 3 x pro Tag. Krebs weiter acidifies den Körper, indem Sie seine Toxine lösen.

Ein einfacher Test erfolgt mit einem q-Tip (beschichtet mit Kurkuma und hat helle gelben Farbe) und ist der Strom des Urins unterstellt.

Wenn der pH-Wert sauer ist, bleibt es gelb, und wenn es alkalisch ist, erscheint die Farbe von der q-Tip in Farbe von Orange bis Rot Wein.

Orange, Rotwein, sind die Farben, die Sie erreichen möchten. Wenn Sie auf Ihre q-Tip gelb sehen, sofort alkalize, indem man Ihre Baking Soda Getränk, wie oben beschrieben.

** Ihre Q-Tips auf den Test vorbereiten, führen die folgenden einfachen Schritte: In einem kleinen Behälter, setzen einige Esslöffel reiben Äthyl-Alkohol (Apotheke). Mischen: 1/2 TL Kurkuma Pulver. Mischen Sie gut. Tauchen Sie 10-20 Q-Tips in die Mischung. Lassen Sie sich über ein Stück Papier trocken. Schneiden sie 1/2, so können Sie beide Enden für weitere Tests. Sie haben eine Monat Lieferung Ihre tägliche pH-Wert-Tests zu tun.

17) Müssen Sie Ihre <u>tägliche Vitamine</u> und <u>Mineralien</u> , die Bekämpfung von Krebs helfen, und die wichtigsten sind:

BETA CAROTIN - 20.000 I.U.

B-12- <u>Methyl</u> <u>Cobalamin</u> Version ist am besten! Für eine optimale Resorption, 1000-5000 Mcg.

Folsäure - 5 mg.

B-Komplex einschließlich Multi-Mineralien.

VITAMIN C - 2.000 mg.

<u>Die wichtigsten Mineralien</u> : Zink Citrat -100 mg. Selen -100-200 Mcg, Kalium 99 mg Kalzium Citrat 1000mg - 1500 mg. täglich, Magnesium Citrat/Malat 500 mg.

18) Müssen auch Sie <u>mit Ox Galle Bauchspeicheldrüsenenzymen.</u> Enzyme verdauen Nahrungsmittel, Parasiten, Krebszellen, faulig Angelegenheit Links in den Eingeweiden. Sie helfen, break it down, und den Körper sauber zu halten. Es hilft auch bei der Verringerung der Entzündung. Nehmen Sie eine mit jeder Mahlzeit.

Es wird auch empfohlen, nehmen 2 Tabletten vor dem Schlafengehen in der Nacht. Wenn Sie Krebs haben, nehmen Sie bis zu 5 Enzym Tabletten jede Nacht, wie Enzyme Hilfe Digest Krebszellen.

Ich hoffe, dass Sie die oben genannten Informationen hilfreich für Sie finden.

BER SHEILA, 2012.

PROSTATA KREBS PRÄVENTION TIPPS UND RATSCHLÄGE.

50 % ALLER KREBSERKRANKUNGEN KÖNNEN VERHINDERT WERDEN!

1) ALKALIZE IHREN Körper, 2) nehmen Sie täglich VITAMIN D3, 5.000-10.000 IE geteilt in 2: bin & Uhr einfache, billigste Möglichkeit zum alkalize: 1/2 TL Backpulver in 1 Tasse Wasser, täglich. Zusammen mit der Soda werde Sie beraten, 1 Kalium Kapsel 99 mg, zu ergreifen, um Ihre Elektrolyte ausgeglichen zu halten. Auch um einen normalen Blutdruck aufrechtzuerhalten.

Wenn Ihre Nahrung besteht aus übermäßigen Kohlenhydrate (auch Zucker) und Ihren Stress Ebene ist sehr hoch, Sie nehmen Medikamente, Sie rauchen, folglich Ihren Körper pH-Wert wäre auf jeden Fall stark sauer.

Am einfachsten zu neutralisieren, ist durch die grundlegenden Alkalizer, Backpulver. Nehmen sie 2 x am Tag, um Ihren Körper zu gewährleisten ist <u>nicht sauer</u>, so dass es Krebs von blühenden und/oder Verbreitung entmutigt. <u>Hinweis</u>: Krebszellen gerne in einer sauren Umgebung nur gedeihen!

Es ist die grundlegende Chemie!

2) Nehmen Sie PROBIOTIKA: 1-2 Kapseln pro Tag.

3) Isst viel Obst und Gemüse. Weniger Kohlenhydrate und Fette.

4) Nehmen Sie täglich 1-2 Esslöffel Leinsamen Öl/Cod Leber Fischöl! Sie Entzündung verringern, damit auch das Risiko für Krebs senken.

5) Nicht rauchen, noch geräucherte Lebensmittel zu essen. Bleiben Sie weg von Fleisch Aufschnitt. Essen Sie, Fisch, Huhn und Leguminosen, die Krebs-Bekämpfung Eigenschaften haben.

6) Verwenden Sie Zahnpasten, die Fluorid und Paraben frei. Fluorid konkurriert mit dem Jod im Körper, wodurch Schilddrüse und Hormone Ungleichgewicht.

7) Verwenden Sie Reinigungsmittel, die grünen und frei von flüchtigen schädlichen Chemikalien sind.

8) Deodorantien ersetzen: Verwenden Sie eine kleine Mischung aus <u>Backpulver</u> und Wasser, und gelten unter Waffen etc.
Sie halten Sie für mehrere Tage frisch riechen. Sie können täglich wiederholen. Es ist billig, effektiver und einfacher.
Es hinterlässt keine Flecken auf Ihrer Kleidung.

9) Unterlassen Sie, trinken Alkohol, wenn möglich. Alkohol löst Östrogen, provozieren und Betankung Krebswachstum, (vor allem hormonelle Krebs), wenn übermäßig konsumiert.

10) Überprüfen Sie regelmäßig Ihre Schilddrüse Ebene. Die Schilddrüse steuert alle Körperfunktionen, einschließlich der Hormone.

11) Alle alkoholischen Getränke enthalten Hefe. Hefe Überwucherung ist giftig, zu beschädigen, und machen Sie anfällig für Krebs.

Wenn Sie essen oder hefig Lebensmittel trinken, Getränke, wie z. B.: PIZZA, Gebäck, Wein, Bier in Maßen, verbrauchen und unverzüglich <u>Probiotika</u>, die übermäßige Hefe in Ihrem Körper loswerden. Probiotika auch verdauen und Hefe zu töten.

* Bitte beachten Sie: eine starke Präsenz von Hefe/Candida Bergen ein hohes Risiko von Brustkrebs zu erkranken.

12) Ihre Urin-pH-Wert täglich zu überprüfen. Optimaler pH-Wert: 6,5-7,5).

13) Bluttest, einmal in 6 Monaten zu tun, und überprüfen Sie Ihre ESR-Ebene. Es gibt die Entzündung Rate in Ihrem Körper. Hohe Entzündung Ebene kann Krebswachstum hervorrufen. Prüfen Sie auch Ihren Leber Status.

14) Überprüfen Sie Ihre Hormone Ebene. Wenn Ihr Östrogen-Niveau hoch ist, sind Sie dann als Östrogen dominant werden und daher ein höheres Risiko der Entwicklung von hormonell verbunden Krebs.
Zum Ausgleich Ihre Hormone, es wird empfohlen, Bioidentical Progesteron Creme 3 % - 6 %, einmal oder 2 x tägl..
Sie einfach anwenden es auf der Haut, täglich abwechselnd Bereiche: Bauch, Vordere Hals, innen Mitte-Arme, innen und Rückseite der Oberschenkel.

Sie werden ein Rezept benötigen. Alle Dr. mit ein alternativer Ansatz wird gerne zur Verfügung. Bioidentical Progesteron ist vorteilhaft für: Schilddrüse Gleichgewicht, die Gesundheit der Knochen, Herz, Nervensystem und vieles mehr.

Für weitere Informationen gehen Sie zu:

http://www.hystersisters.com/VB2/article_97232.htm und http://www.Hormone-Healthy.com/Benefits_of_Natural_Progesterone.htm .

15) Mit einem Naturopathic Arzt, überprüfen Sie, ob Sie Parasiten, insbesondere die EGEL haben, die Krebs verursachen! Der Test ist kurz und einfach, und es erfolgt über Electro Dermal Sensoren EDV Gerät.

* Ich hatte Brustkrebs, und fand heraus durch diesen Test, die ich Egel übernahm, fast 70 % meines Körpers, wenn der Krebs bereits vorhanden war. Ich hatte früher gewusst, dass ich sie hatte, und bekam eine angemessene Behandlung, Krebs nicht das Ergebnis hätte.

Egel, können Sie durch den Verzehr von Gemüse, falsch gewaschen, auch Fisch und Fleisch ungenügend gekocht.

* Bitte beachten Sie: Prostatakrebs ist eine hormonelle Krebs, und seine Ursachen sind in vielerlei Hinsicht ähnlich wie weibliche hormonale Krebsarten.

16) Halten Sie Ihren Stress Ebene nach unten. Finden Sie Wege, um damit umzugehen, so dass es keine negative, toxische Auswirkungen auf verlassen Ihr Körper, der Krebs oder andere schwere Krankheiten entstehen.

Körperchemie : Stress, saure Ernährung, Medikamente, Alkohol, Rauchen, Parasiten (einschließlich Hefen, Pilze), alle sauren Körper pH-Wert beitragen. Es ist extrem schwierig, leicht alkalische bei aller Zeiten, für die meisten Menschen bleiben, wenn eine Handlung den pH-Wert sauren Körper umzukehren. Alkalize am einfachsten ist: trinken Sie 1/2 Teelöffel NATRON in 1 Tasse Wasser mit 1 Tablette *Kalium (um die Elektrolyte ausgeglichen zu halten). 2-3 Pro Tag tun.*

Backpulver ist harmlos, versorgt Sie mit Energie, Sauerstoff, bessere Verdauung, hinzugefügt hat entgiftende Wirkung und Ihr Körper Säure neutralisiert. Wenn Ihr Säuregehalt viel zu hoch ist, müssen Sie oben wiederholen 2 - 3 Mal pro Tag, so dass Ihr Körper leicht alkalisch: pH 7,0-7,5.

** Um Ihr Blut-pH-test, überprüfen Sie einfach den pH-Wert im Urin, 2 x pro Tag. Wenn Sie Krebs haben, müssen Sie überprüfen mindestens 3 x pro Tag. Krebs weiter acidifies den Körper, indem Sie seine Toxine lösen. Ein einfacher Test erfolgt mit einem q-Tip (beschichtet mit Kurkuma und hat helle gelben Farbe) und ist der Strom des Urins unterstellt. Wenn der pH-Wert sauer ist, bleibt es gelb, und wenn es alkalisch ist, die Farbe der q-Tip erscheint in der Farbe Orange bis Rot Wein.

Orange, Rotwein, sind die Farben, die Sie haben möchten. Wenn Sie auf Ihre q-Tip gelb sehen, sofort alkalize, indem man Ihre Baking Soda Getränk, wie oben beschrieben.

** Ihre Q-Tips auf den Test vorbereiten, führen die folgenden einfachen Schritte: In einem kleinen Behälter, setzen einige Esslöffel reiben Äthyl-Alkohol (Pharmacy).

Mischen: 1/2 TL Kurkuma Pulver. Mischen Sie gut. Tauchen Sie 10-20 Q-Tips in die Mischung. Lassen Sie sich über ein Stück Papier trocken. Schneiden sie 1/2, so können Sie beide Enden für weitere Tests. Sie haben eine Monat Lieferung Ihre tägliche pH-Wert-Tests zu tun.

17) Müssen Sie Ihre <u>tägliche Vitamine</u> und Mineralien, die Bekämpfung von Krebs helfen, und die wichtigsten sind:

BETA CAROTIN - 20.000 I.U.

B-12 - <u>metil</u> -Version ist am besten! Für eine optimale Resorption, 1000-5000 Mcg.

Folsäure - 5 mg.

B-Komplex einschließlich Multi-Mineralien.

VITAMIN C - 2.000 mg.

<u>Die wichtigsten Mineralien:</u> <u>Zink Citrat</u> <u>-100 mg.</u> <u>Selen</u> <u>-100-200 Mcg,</u> <u>Kalium</u> <u>99 mg</u> <u>Kalzium Citrat</u> <u>1000mg</u> <u>- 1500 mg. täglich,</u> <u>Magnesium Citrat/Malat</u> <u>500 mg.</u>

18) Müssen auch Sie <u>mit Ox Galle Bauchspeicheldrüsenenzymen.</u> Enzyme verdauen Nahrungsmittel, Parasiten, Krebszellen, faulig Angelegenheit Links in den Eingeweiden. Sie helfen, break it down, und den Körper sauber zu halten. Es hilft auch bei der Verringerung der Entzündung. Nehmen Sie eine mit jeder Mahlzeit.

Es wird auch empfohlen, nehmen 2 Tabletten vor dem Schlafengehen in der Nacht. Wenn Sie Krebs haben, nehmen Sie bis zu 5 Enzym Tabletten jede Nacht, wie Enzyme Hilfe Digest Krebszellen.

BER SHEILA, 2012.

Haftungsausschluss.

MORBUS CROHN Hilfe und beste Beratung – meine persönlichen erfolgreiche Therapie.

<u>MEIN BESTER RAT AN SIE:</u>

<u>Vitamin D3</u>** **-Mangel ist ein wichtiger Faktor für Morbus Crohn. Ich nehme 8.000-10.000 i.u. pro Tag, geteilt durch zwei, 2 x pro Tag.

Versuchen Sie, wie ich unter die oben genannten Dosierung, aber immer mit einem Löffel von Flachs oder Fisch Öl, um Aufnahme zu optimieren. Vitamin d wird Ihnen Energie, Entzündungen zu reduzieren, Gleichgewicht Ihrer Schilddrüse und andere Hormone, Schutz gegen Entwicklung Krebs, gesundes Nervensystem pflegen, helfen Sie schlafen besser, und vieles mehr.

Zucker und ersetzen mit Honig alles! Honig ist bestehend aus Mono-Saccharide und leicht verdaulich durch Morbus Crohn betroffenen Darm, daher weniger

bakterielles Wachstum Das verursacht Entzündungen. Versuchen Sie, auch 1/2 TL MANUKAHONIG, auf nüchternen Magen 1 Stunde vor einer Mahlzeit nehmen. Es heilt jede Wunde innerhalb und außerhalb des Körpers!!!
 __Wenn Sie allergisch auf Fruchtzucker, Honig nicht essen!__ Versuchen Sie Stevia.

* Bitte beachten Sie: Wenn Honig nicht ordnungsgemäß gespeichert oder in eine unzureichende Verpackung kommt, es ist anfällig für bakterielle Kontamination. Es kann bei Raumtemperatur, immer mit dem Deckel ordnungsgemäß geschlossen gespeichert werden.

Es hilft gegen Bauch Schmerzen! Ich versuchte es, wenn ich hatte Schmerzen von Crohn Angriff, der Schmerz war verschwunden. Die Kosten sind ungefähr $12 ein für kleines Glas, und es dauert recht lange.

ZUCKER-IN JEGLICHER FORM, IST EXTREM SCHÄDLICH FÜR DIE ENTZÜNDETEN DARM VON MORBUS CROHN-KRANKEN.

Rauchen, vermeiden Sie Kaffee, nur einmal pro Tag oder jeden zweiten Tag! Anstelle von Kaffee um aufmerksam und wach zu sein, setzen Sie einen Bindestrich oder zwei Cayennepfeffer in 1/2 Tasse warmem Wasser oder in

Salate, Suppen, alle Gerichte. Es wirkt Wunder! Es nimmt auch Schmerzen!!!

Nehmen täglich: 2 Esslöffel von Apfelessig in 1 Tasse warmes Wasser, hilft enorm! Absolut!

Auch nehme ich 1 beschichtete Baby Aspirin 81 mg. täglich oder jeden zweiten Tag. Es hält Entzündung, und das Blut dünn, aufgrund hoher ESR Zusammenhang mit Morbus Crohn.
Es verhindert, dass potenzielle Striche in den älteren Erwachsenen, aufgrund der damit verbundenen hohen Blutplättchen Graf und hohe ESR ('Blutsenkung)*!*

Sie werden es nicht bereuen Umsetzung der oben genannten Vorschläge, wie Sie bekommen sie von einem Morbus Crohn leidende wie selbst, der in reifen Jahren, und mit Erfahrung und wer alles versucht hat. Ich habe in diesem Buch viele hilfreiche Anregungen für Notfälle zur Verfügung gestellt. Wenn Sie nicht versuchen, werden Sie nie wissen...

Check mit Ihrem g.p Ihre Schilddrüse und Hämoglobin Ebene sowie. Sie müssen möglicherweise Eisen Tabletten (besser aus pflanzlichen Quellen). www.vitacost.com verkauft sie billig - Element # CTL4026594.

Nehmen Sie 3 pro Tag mit Vitamin C - 500-1000 mg, für 3 Monate.
Bei starken Schmerzen, für die Soforthilfe, nehmen auch 1 Esslöffel kolloidales Silber, sondern Bedarf in den Mund für ein paar Sekunden und dann erunterschlucken. In 5-7 Minuten abgeklungen der Schmerz.

Außerdem: <u>ROBERT Komplex</u> enzymatische Therapie (ca. $20.-), die sehr hilfreich, um einen Angriff zu vermeiden ist.

Nehmen sie 3 x am Tag, mehrere Tage nur auf nüchternen Magen, bis Sie besser fühlen.

Morbus Crohn Schmerzen, abdominelle Schmerzen, kann gelindert werden effektiv auch mit gekochten (5 min.) pflanzliche Zubereitung: Salbei, Minze, Anis. Trinken Sie Warm, mehrere Zeiten pro Tag. Es ist sehr heilend und entgiftend. Vergessen Sie nicht den MANUKAHONIG auch für den Schmerz!

<u>Nicht</u>: gebratenes Essen!

<u>Keine Rohmilch trinken!</u> Müssen Sie minimieren, Milch zu trinken. Sie können 2-3 Tassen pro Woche, aber <u>Sie müssen es zuerst kochenzu trinken</u>!!!

Weil Milch eine bestimmte Bakterien, die der Morbus stark verschärft hat, aber wenn Sie es kochen, sollten Sie kein Problem haben.

Ich trinke keinen Alkohol, da alle alkoholischen Getränke Hefe enthalten. Hefe Überwucherung ist giftig, schädlich, und kann zu Entzündungen führen.

7a) Wenn Sie essen oder hefig Lebensmittel, Getränke, wie z.B. trinken: PIZZA, Gebäck, Wein, Bier, in Maßen zu konsumieren, und sofort werden Probiotika, um loszuwerden, die Hefe in Ihre

Körper, bevor es außer Kontrolle Gerät. Probiotika auch verdauen und Hefe zu töten.

Essen : 2-3 x pro Woche Lachs Fischen und auch Huhn. Dies sind die Heilung zu den Eingeweiden und entzündungshemmend. Sie sind vorteilhaft für das Herz, Gehirn, und Depression sowie.

Nehmen: Cod Liver Oil: 2-3 Esslöffel täglich. Es ist anti-entzündliche, und hält Ihre Blutgefäße in guter Form. Es hilft auch, Depressionen abzuwehren.

Essen Sie Reis täglich, wenn Sie können, bis Sie besser werden. Wenn Sie das Gefühl besser, steigern Sie Ihre Kartoffeln und Brot (Vollkornbrot oder 7 Körner) Aufnahme. Reis ist das nur komplexe Carb, die wirklich beste stimmt mit Morbus Crohn. Sie können es in vielerlei Hinsicht zu kochen.

Sie können auch hinzufügen, Rosinen, versilbert Mandeln, 3 Esslöffel Honig, 2 Esslöffel Traubenkernöl (Bestes Öl) und 1/2 Teelöffel Butter, Muskatnuss, einige Zimt, geriebene Zitronenschale (1/3 Teelöffel), 1/2 Tasse Milch oder Kondensmilch (in der Dose) hinzufügen.

Zum Kochen bringen und etwa 15 Minuten köcheln lassen. Essen Sie kühles oder warmes.
Das Schlimmste, was Sie tun können, ist für sich selbst leid. Ich weiß, dass Morbus Crohn zu Depressionen führen kann. Aber Sie haben starke, positiv und hoffnungsvoll zu bleiben! Sie müssen mit dem Leben weitergehen.

Sie müssen flexibel sein, wenn es um Lebensmittel geht, und geben Sie die Artikel, die Sie verursachen Probleme (Entzündung).

* Geben Sie wenn Sie einen Fehler machen und Essen Sie etwas, das Sie sollten nicht oder Stress verursacht Sie einen Angriff, trotz aller Bemühungen nicht auf!

Zu halten, ihn zu bekämpfen, und tun all die Tipps, die Sie in diesem Buch erhalten.

Es braucht Zeit um zu heilen, und langsam werden Sie heilen, versprochen! Allerdings müssen Sie einige Änderungen vornehmen, müssen Sie nur oder Sie große Zeit erleiden könnten.

Sie müssen nur Ihren Darm, und was Sie in sie zu visualisieren!

Nehmen Sie immer Honig, Zucker zu ersetzen, und MANUKAHONIG für Schmerzen. Nehmen Sie auch PROBIOTIKA ("Primal Defense" ist am besten!) und mikrobielle Niveau halten und Entzündung nach unten. Wenn Sie allergisch auf Fruchtzucker, Essen Sie Honig nicht!
Denken Sie daran:, die den Darm können heilen, in jedem Moment, aber langsam und sicher.

Allerdings müssen Sie kontrollieren, was Sie essen, und wie viel. Versuchen Sie einfach, in der Sie suchen.
Bleiben Sie ruhig, keine Sorgen zu machen versuchen.

Wenn Sie fühlen sich depressiv, müssen Sie B-Komplex 2 - 3 Mal am Tag, und L-theanin (Aminosäure) 1-2 pro Tag.

Kaffee trinken: einmal am Tag genug! Selbst verdünnten (es hebt Ihr Serotonin-Level, Sie Gefühl Inhalte machen).

Nehmen Sie 2 Esslöffel Kabeljau Leber Öl am Tag, wie sie Depressionen und Entzündungen kämpft!

Chinesisches Essen kann ölig sein. Wenn es Vegies und Reis, die nicht ölig sind, ist es OK. Soja-Sauce verschärft Morbus Crohn, also bleiben Sie weg von ihm. Orange ist auch sehr verschärft. Anstelle von Zitrone in der Nahrung verwenden Sie Kalk, wie es besser für Morbus Crohn Darm ist.
Huhn Teriyaki hat Soja-Sauce und kann es verschlimmern. Steak ist gut, Kartoffeln, finde ich gut, fügen Sie Olivenöl über sie, etwas Petersilie, Zitronensaft und Salz, es ist alle Heilung und ausgezeichnet schmecken.

Eier, die ich finde, dass wenn Sie 3 Mal pro Woche essen, und dann 3 Tage ruhen, abwechselnd, Ihren Körper nicht Intoleranz (Allergie) entwickelt für Eier. Aber dann ist es individuell.
Weizenmehl in jeglicher Form (Brot, Kuchen, Cookies etc.) ist nicht gut für Morbus Crohn. Ich esse Vollkornbrot oder 7 Körner,

aber halten Sie es auf Minimum, wie Mehl, Zucker (Polysaccharide, Disaccharide) konvertiert und Ihr Darm werden Schwierigkeiten sie zu verdauen haben. Komplexe Kohlenhydrate wie Reis (Basmati ist am besten!).

Kartoffeln, 3 x pro Woche ist in Ordnung.

Sandwich mit Zuhause gekochte Fleisch ist OK, aber auf jeden Fall <u>nicht der Aufschnitt!</u>

Aufschnitt wird als Ergebnis einen sofortigen Angriff und weitere Entzündungen verursachen. Der Darm können negativ, reagieren einschließlich die Formung von einer Blockade.

<u>Nicht essen</u>: Äpfel, Orangen, Pizza (bis jetzt).

<u>Sie können essen</u>: Bananen (sehr gute! sogar 2 – 3 x pro Tag), Brokkoli ist sehr gut, aber muss gewaschen und gekocht für 3-5 Minuten, um es einfacher auf den Eingeweiden zu verdauen. Karotten sind sehr gut, aber jetzt, bis Ihr Darm besser werden, Sie müssen Kochen Karotten für etwa 10 Minuten, für einfachere Verdauung.

Tomaten sind sehr gut, aber Ihr sensibler Darm reizen können.

Sie können frische Tomaten mit bestreut Olivenöl Essen, an der Spitze, und es schmeckt Yummi.

*Pizza 1-2 Scheiben sind OK, aber wegen der <u>Hefe</u> in der Kruste, müssen Sie 2 Kapseln von **PROBIOTIKA** sofort, um zu verdauen und die Hefe zu töten. Andernfalls könnte es Ihnen Schmerzen und Blähungen geben.*

Pfannkuchen sind in Ordnung, wenn Sie essen 2-3, nur mit Honig, keine anderen Sirupe, <u>oder auch Ahornsirup</u>, aufgrund der Zuckergehalt (Disaccharide) in ihnen, der Ihr Darm schädigen können.

Viel Glück!

BER SHEILA, 2012.

HAFTUNGSAUSSCHLUSS.

ARTHRITIS-Hilfe und Prävention am besten beraten.

MEIN BESTER RAT AN SIE:

Die grundlegenden Ursachen beitragen, Arthritis sind wie folgt:

1) **Hohe mikrobielle Aktivität**, die Ergebnisse **Entzündung.**
Nehmen Sie Probiotika! Sie haben viele gesundheitliche Vorteile,
und sie kämpfen und Mikroben, beseitigen helfen, die verursachen Sie Entzündung.

2) **Mechanische Wirkung** der Gelenke und Knorpel Erosion.
Knorpel dient als Isolierung zwischen den Knochen.

Mechanische Ursachen variieren und Verschleiß sind: Konstante verwenden, über die Verwendung oder falsche Verwendung der Gelenke, erhöht das Risiko eines Schadens zu ihnen.

Damen: <u>minimieren tragen high Heels.</u> Jeder: tragen Sie bequeme hacken, die Ihnen eine angemessene Unterstützung bieten.

Überprüfen Sie auch Gleichgewicht Ihres Körpers. Unausgewogene Körper wirkt sich
der Weg den Sie gehen, den und so wirkt sich auch die mechanische Funktion Ihrer Knie. Wenn Sie das Gefühl, dass Sie Gleichgewicht fehlt, finden Sie unter einem Chiropraktiker oder Physiotherapeut. Sie müssen möglicherweise passen Ihren Rücken und Haltung in regelmäßigen Abständen.

*<u>Übung</u>: Tägliche Übungen, bequem Ihre Grenzen, hilft mit ein wenig Herausforderung oder Widerstand, Ihnen bauen Sie, Ausdauer, Balance und Mobilität. Finden Sie bitte unter Klausel # 10 unten für weitere Informationen.

3) **Druck** -Druck des schweren Gewicht, Gelenke, besonders auf den Knien kann zu weiteren Schaden beitragen.
und Erosion der Knorpel, Sehnen und Knochen.
Tragen Sie nicht schwere Gewichte. Behandeln Sie Gewicht, das Sie fühlen ist Licht, und das wird nicht Druck auf Ihre Knie auszuüben.
Ihre Knie tragen großen Teil Ihres Körpergewichts. Wenn Sie sind übergewichtig, Sie profitieren stark von verlieren Gewicht, das fühlt sich wohl auf Sie, und das wird auch Nutzen Sie Ihre Knie und anderer Gelenke.

4) **Temperatur** - Halten Sie Ihre Gelenke warm, vor allem die Knie während der kühlen und kalten Jahreszeiten. Die Knie sind sehr empfindlich auf Kälte. Kälte verschlimmert und erstarrt sowie alle anderen Gelenke, was zu Entzündungen und Schmerzen, vor allem wenn Sie bereits einige leiden unter Grad der Arthritis.

Lösung : Stulpen, zog über den Knien, Tag und Nacht, um sicherzustellen, dass sie ständig warm gehalten werden tragen!
Sie können Acryl Stulpen in den meisten Läden der Dollarama, zu einem sehr günstigen Preis erhalten.

Hinweis: **Die Knie warm zu halten, wenn die Temperatur von Ihrem Umgebung ist unter 15 ° C, eine Welt der einen Unterschied macht wie Ihre Knie zu fühlen!**

5) _Feuchtigkeit_-Ebene in der Luft, und niedriger Luftfeuchtigkeit Luftdruck darstellen ungünstige Rahmenbedingungen für Arthritischen leiden.

* Kümmern uns um Ihre Gelenke, vor allem die Knie, durch die Anwendung einer Hindernis im Bereich der Gelenke.

Lösung **: Eine geeignete Barriere kann jeder normale, gesunde Speiseöl, z. B. Traubenkern, Mandeln, Senf oder auch Rapsöl.**

Massage täglich, beliebig des oben auf dem gemeinsamen Gelände, für ein paar Sekunden. Das Öl wird eine dünne Schicht, um Feuchtigkeit zu halten lassen.

Darüber hinaus die Öle, die reich an Antioxidantien, wenn durchdringen die Haut, versorgen Ihre Gelenke mit ausgezeichneten Nutzen für die Gesundheit, sowie mit viel _Schmierung_ erforderlich.

6) *Imbalanced body Tel. Ihr Blut-pH muß etwas sein alkalisch* , *und wenn sie sauer ist, es führt zu höheren mikrobielle Aktivitäten in Ihrem Körper, Sauerstoffmangel, damit höhere Entzündung-Ebene, die sich in vielerlei Hinsicht manifestiert.*

Insgesamt hat Körper pH-Wert einen erheblichen Einfluss auf alle Gelenke, Blutgefäße, Gewebe, Organe, Hormone, kurz gesagt, alle Körper Systeme. Sauren pH-Wert ist auf hohe Verbrauch zurückzuführen.

Zucker/Kohlenhydrate, Proteine, Öle, Fette und Stress!

Zur täglichen tun Sie das folgende alkalize : Nehmen Sie 1/2 TL Natron (Arm & Hammer) in 1 Tasse Wasser mit 1 Kalium -Tablette (um Ihren Elektrolyt-Flüssigkeiten ausgeglichen zu halten).
Möglicherweise müssen Sie die oben wiederholen 2 - 3 Mal pro Tag, so dass Ihre Körper weiterhin leicht alkalisch: pH 7,0-7,5.

Um Ihren Körper pH-Wert testen, testen Sie einfach den pH-Wert im Urin, wie folgt:
Ein einfacher Test erfolgt mit einem q-Tip (beschichtet mit Kurkuma, und

Hellgelbe Farbe hat) und der Strom des Urins unterstellt ist.

Wenn der pH-Wert sauer ist, bleibt es gelb, und wenn es alkalisch ist, erscheint die Farbe von der q-Tip in Farbe von Orange bis Rot Wein.

Orange, Rotwein, sind die Farben, die Sie abrufen möchten. Wenn Sie auf Ihre q-Tip gelb sehen, sofort alkalize, indem man Ihre Baking Soda Getränk, wie oben beschrieben.

** Führen Sie die folgende einfachen um Ihre Q-Tips auf den Test vorbereiten, Schritte: In einem kleinen Behälter, setzen einige Esslöffel RUbbing Äthyl-Alkohol (Pharmacy). Mischen: 1/2 TL Kurkuma Pulver. Mischen Sie gut. Tauchen Sie 10-20 Q-Tips in die Mischung.

Lassen Sie sich über ein Stück Papier trocken. Schneiden sie 1/2, so dass Sie beide Enden für mehrere Tests verwenden können. Sie haben eine Monat Lieferung Ihre tägliche pH-Wert-Tests zu tun.

7) Elektrolyt-Gleichgewichtsstörungen - Wenn Elektrolyt Körperflüssigkeiten nicht sind ausgeglichen, die elektrische Leitfähigkeit in Ihre Gelenke ist nicht optimal.

Wodurch weniger die olgenden:
Durchblutung, Sauerstoff, Nährstoffen und Energie.

<u>Gleichgewicht der Elektrolyte nehmen pro Tag</u>: <u>Multi-</u>
<u>minerals</u>, und auch tablet 1 <u>Kalium</u> 99 mg - 1-2 x pro Tag.

8) <u>Ernährung</u> -Diät, die besteht aus übermäßigen Zucker,
Kohlenhydrate, Junk-e- Lebensmittel, die enthalten auch
ungesunden Ölen und Fetten, die sein könnte
schädlich und giftig für Ihre Gelenke und die Körper im
Allgemeinen.
Diäten hoch Zucker in jeglicher Form, einschließlich
Kohlenhydrate, feed werden die Anaerobe Bakterien und
Hefe in Ihrem Körper, Multiplikation Sie und die
Erhöhung der mikrobiellen Ebene, die Führen Sie zu
verstärkten Entzündungen und Schmerzen, folglich die
Erosion Gelenke Knorpel und Knochen.

<u>Reduzieren Sie die Aufnahme von Zucker/Kohlenhydrate!</u>
*<u>*Anmerkung</u>: Honig (Monosaccharide) in Maßen ist sehr*
gut.
Es bricht und ruft absorbiert schneller, so dass
weniger Zeit für Mikroben zu füttern und zu
multiplizieren.

Honig kann backen, Tee, Kaffee und vieles mehr verwendet werden.
Es ist bei Raumtemperatur aufbewahrt, sondern muss behandelt werden sorgfältig, mit immer sauberes Geschirr während des Gebrauchs, mikrobiellen Kontamination zu verhindern.

9) Geisteszustand -Wenn Sie erleben das ist stress Extreme, oder wenn Ihre Gefühle aus der Kontrolle schwankend sind.
Es ist natürlich individuell, und jede Person extreme variiert, je nach ihrer Bewältigung Fähigkeiten.

Finden Sie positive Wege, damit umzugehen, und lassen sie verweilen, als es sich nicht ist schädlich für Ihre Gesundheit und Ihre Gelenke werden es spüren!

Spannung konvertiert Körper pH-Wert in sauren:

HÖHEREN STRESSPEGEL = ERHÖHTE KÖRPER SÄURE.

ERHÖHTE SÄURE = MIKROBIELLE HÖHEREN.

MIKROBIELLE HÖHEREN = ERHÖHTE
ENTZÜNDUNGEN UND SCHMERZEN!

MEHR ENTSPANNUNG = VERMINDERTE KÖRPER
SÄURE.

VERRINGERTE SÄURE = VERMINDERTE
ENTZÜNDUNG
UND SCHMERZEN!

ALKALIZE täglich! Siehe Klausel # 5 oben.

Wenn der Körper pH-Wert sehr sauer ist, behindert es
normale metabolische
Aktivitäten, die Entzündungen und Schmerzen führen
werden!

* Körper Säure ist in Blut und Urin, sowie im Speichel
gefunden.

VERHAFTUNG das Fortschreiten der ARTHRITIS IN
IHRE Gelenke nehmen Sie die folgenden täglichen:

1) **GLS-500** -(Glucosamine sulfat) oder GLS-1000, 1 Kapsel - 2 x pro Tag.
Sie dauert es mit dem Essen, wenn keine Beschwerden auftreten.
Geben sie genügend Zeit, um ihre volle Wirkung entfalten: 3-4 Wochen!

2) **Boswellia** -Ein entzündungshemmendes Kraut, das sehr wirkungsvoll ist.
1 Tablette 2 x täglich.

3) **MSM** -(Methylsulfonylmethan) 1000 mg. - ausgezeichnet in
Verringerung der Schmerzen und Entzündungen.
Nehmen Sie 1 Kapsel 2 x pro Tag.
Für erhöhte Schmerzen und Entzündungen nehmen Sie sicher 1-6
Kapseln 3 x täglich, vorzugsweise auf nüchternen Magen.

4) **Multi-Vitamine.**

5) **B-Komplex** - 1 Tablett - 1-2 x pro Tag mit Essen, gegen Stress helfen.

6) *Vitamin D3* -2.000-4.000 I.u. Caplets, 2 x am Tag, die mit Omega Öl/Flachs Öl für maximale Absorption.

Vitamin d ist ein entzündungshemmende Steroid. Es ist sehr nützlich, vor allem in höherer Konzentration, für Entzündung halten. Es hält gesund Knochen und ausgewogene Schilddrüse. Vitamin D3 kann sicher sein genommen, bis zu 10.000 IE pro Tag, aufgeteilt in zwei, 2 X Aday. Verbesserung der Gesundheit und Verringerung der Entzündung, werden sofort bemerkt.

7) *Beta-Carotin* - 1 Caplet 2 x täglich mit der Nahrung. Es hilft gegen Entzündungen!

8) *Aspirin* 81 mg beschichtet - sogar jeden zweiten Tag. Nehmen Sie es mit Essen nur! Es ist sehr wirksam bei der Verringerung der Entzündung.
Sie können Ergebnis überprüfen, indem Ihr Blut ESR-Ebene überprüfen, bei eine Blutuntersuchung.

9) *Calciumcitrat* - Ist diese Form mehr Resorbierbarer. Take 1.200 1.500 mg pro Tag, zusammen mit Vitamin C synergistisch weitere Beihilfen Absorption, um starke Knochen zu erhalten.

10) *Enzyme* -Nehmen Sie Enzyme mit Mahlzeiten, um zu halten Ihre Verdauung System sauber, und die Entzündung zu verringern.

11) *Übung / Yoga* -Sie müssen trainieren täglich, 15-20 Minuten, Ihre Gelenke, als auch Ihre Muskeln vom erhalten zu halten steif. Wenn Sie dies nicht tun, erleben Sie auch schlechte Mobilität.

Wenn Sie Ihre Gelenke und Muskeln, Ihrem Körper arbeiten Geheimnisse wichtige biochemische schmierenden Flüssigkeiten, das schrittweise helfen Ihnen optimale Bewegungsfreiheit zu erreichen.

Hinweis: auch wenn Sie Schmerzen haben, stellen Sie die größte Anstrengungen ausüben. Schmieröl Flüssigkeiten machen langsam es einfacher zu machen! Wenn Sie in extremen Schmerzen sind, nehmen Sie Tylenol 1/2 Stunde vor dem Training.

Yoga : Ca. 10-15 Minuten am Tag Yoga zu tun, liegend auf Ihre bequem zurück, bieten Ihnen viele gesundheitliche Vorteile, physisch, mental und spirituell.

Hier finden Sie einige hilfreichen Übungen in dieser Website:

http://www.eHow.com/way_5344176_top-Yoga-exercises-Hip-Pain.html und

http://www.Livestrong.com/article/419696-Gentle-exercises-Wann-liegend-Down /

Ich hoffe, dass Sie die oben genannten Informationen sehr hilfreich.

BER SHEILA, 2012.

Haftungsausschluss.

KALT - FRÜHE ANZEICHEN PRÄVENTION BERATUNG.

Gefühl die Zeichen der Kälte kommt auf das? Verhaften sie bevor es bekommt
die besten von Ihnen. Schützen Sie sich sofort, indem einfach nach meiner besten Vorschläge:

Nehmen:

1 . Beta-Carotin - 25.000 I.u. mit einem Esslöffel Leinsamenöl oder mit etwas Butter, für bessere Absorption, wie es eine fettlösliche Vitamin ist. Es ist auch eine Anti-entzündliche.

2. Vitamin C - 2.000-4.000 mg ein Tag 2.000 mg. in AM und 2.000 mg. in PM Zeit.

3. Lebertran - 2 Esslöffel pro Tag. Das Öl bietet Ihnen mit viele gesundheitliche Vorteile: Verringerung der Cholesterin, Blut Verdünnende, stärken das Nervensystem, die Verringerung der Entzündung, Hilft gegen Depressionen, Verbesserung Speicher und vieles mehr. Das Öl ist sehr hoch in der Vitamin-A & d.

4. *Vitamin B-12* - *(beste Version, die stark saugender ist: METHYLCOBALAMINE) Take 1000-2000 Mcg. Täglichen.*

Es ist ein muss-Vitamin zur Stärkung der Immunität, zur Steigerung von Energie, für Depression, Nervensystem und vieles mehr.

5. *B-Komplex- 1-2 Kapseln pro Tag, für Gesamtgesundheit.*

6. *Kolostrum- 2-3 Kapseln pro Tag. Das ist absolut ein muss Zuschlag für die Abwendung einer Erkältung und stärken Ihr Immunsystem. Dieses Produkt ist natürlich, und findet sich in den Milchdrüsen.*

Kolostrum enthält zahlreiche Antikörper namens "sekretorischen Immunglobulin" (IgA) , die die Schleimhäute in den Hals, Lunge und Darm des Säuglings schützen.

Wenn unten getragen zu fühlen, empfehle ich immer nehmen Kolostrum, zumindest für die ersten 2-3 Tage ein Beginn einer Erkältung.

Darüber hinaus ist eine gute Idee, auch Tylenol 325 mg. 1 Tablette, 2 x pro Tag, für ein bis zwei Tage, wie es fesselnde auf Erkältungen, aufgrund seiner Anti wirkt entzündlichen Maßnahmen.

<u>Alkalize!</u> – Die meisten von uns haben sauren pH-Wert, aufgrund einer saure Ernährung, hohe Stufe, biologische und chemische Gifte und andere Faktoren betonen.

Wir müssen täglich alkalize, einen ausgewogenen pH-Wert, um nur leicht alkalisch, zu erreichen. Sauren pH-Wert (Ungleichgewicht) hat viele erhebliche negative Auswirkungen auf die Gesundheit. Unsere Immunabwehr wird gesenkt, und das Ergebnis ist höhere mikrobielle, Erhöhung Entzündung, verursacht Krankheit, einschließlich der Erkältung.

<u>Zu alkalize</u> : Nehmen Sie ½ TL Backpulver in 1 Tasse Wasser, gut umrühren und trinken zusammen mit Tablette Kalium 99 mg. Kalium ist notwendig, um Elektrolyt Körperflüssigkeiten ausgeglichen zu halten, als auch normalen Blutdruck aufrechtzuerhalten.

* Bleiben Sie weg von Junk-Food.

* Aufnahme von Zucker reduzieren! , Wenn übermäßig genommen, erleben Sie: 1) regelmäßige Blutzucker-Schwankungen,

2) mikrobielle Fehlbesiedelung des Dünndarms, was zu höheren Körper heilen Entzündungen. 3) langsamer. 4) Unruhe.

* unterlassen Sie Konsum von rotem Fleisch, wie es eine Belastung auf das Immunsystem aufgrund der Verdauung länger.

* Essen Sie Fisch oder Huhn, wie diese bieten mehr Nutzen für die Gesundheit, und entzündungshemmend. Sie helfen Ihnen schneller zu heilen.

*Der Schleim Rid, nehmen Kurkuma Pulver. Ihre Lungen, wird recht schnell deutlich. Nehmen Sie 1 Esslöffel in 1 Tasse abgekochtes Wasser, verrühren Sie gut, kühlen Sie ab und trinken Sie 1/3-3 x pro Tag, bis Sie sich besser fühlen! Trinken sie vor oder nach Nahrungsaufnahme. Es funktioniert!

* Trinken Sie Hühnersuppe, die zünftig man! Kommerzielle Pakete wird nicht Ihnen die gleichen Vorteile bieten.
Haben Sie Hühnersuppe, Essen Sie Huhn Fleisch in einem Form, die Sie mögen, vorzugsweise nicht gebraten.

Es kann in einer Packung, in einem Sandwich oder eigenständig sein.

* halten Sie Ihre Körper Extremitäten (Kopf und Füße) warm, wie sie sind empfindlicher auf Temperaturänderungen, die Ihre kalten negativ beeinflussen können.

Wir wünschen Ihnen eine schnelle Genesung.

BER SHEILA, 2012.

Haftungsausschluss

SHEILA BER BIOGRAPHIE 2012.

Professionell:

Ich bin ein **Microbiological/chemische Technologist**, arbeitet derzeit als **Naturopathic Berater**.
Ich arbeitete in Mikrobiologie und Chemie, seit etwa 12 Jahren, in Pharma-, Kosmetik und Toilettenartikel.

Ich begann als mikrobiologische/chemischer Analytiker. Ich durchgeführt:
chemische und mikrobiologische Analyse von Rohstoffen, Fertigprodukten, verschiedener Verpackungsmaterialien und ihre Kompatibilität mit anderen Bereich der fertigen Produkte.

Chemische Analyse Tests wurden auf dem technologisch Instrumente, z. B. Spektrophotometer und anderen Geräten durchgeführt.
Mikrobiologische Tests einschließlich Bebrütung von Proben und mikroskopische Untersuchungen einer Vielzahl von Bakterien, Hefen und Pilze.

Ich war auch in Forschung und Entwicklung und in Formulierungen der Vielzahl von Produkten.
Ich habe viele Formulierungen durchgeführt und einige bei Bedarf geändert.

Ich habe einige Jahre später eine höhere Position mit dem Titel der Qualitätsmanager erweitert.

Meine Arbeit:
1) Kontrolle der Qualität der Rohstoffe, Fertigprodukte, Verpackung.

2) Ich war verantwortlich für die Verwaltung und Unterstützung der Labor-Personal.

3) Darüber hinaus haben ich Inspektionen auf den Boden Produktionsstätten, die Ausrüstung, einschließlich Lüftungssystem und andere Systeme durchgeführt. Monatliche Berichterstattung über die Erkenntnisse, meine Empfehlungen und Durchführung der erforderlichen Korrekturmaßnahmen.

4) Kommunikation mit Health Canada, besonders um die behördlichen Genehmigungen für neue Patente und neue Produkte zu erhalten. Bietet ihnen die Dokumentation und MSDS Informationen des Rohstoffs an den Formulierungen beteiligt. Ich habe alle die oben genannten Aufgaben enorm genossen.

Es ist technisch sehr Beteiligten arbeiten, sehr interessante und schwierige.

Persönlich:

Im Allgemeinen bin ich eher unkonventionelle, obwohl als älter, ich etwas mehr konventionellen werde. Ich mag Dinge, gerade einfach und unkompliziert!

Ich mag es, Menschen zu helfen. Ich versuche, Dinge, Situationen aus verschiedenen Blickwinkeln betrachten.
Ich Urteilen andere unterlassen, sondern müssen wissen, die Tatsachen und Gründe für ihre bestimmte Verhaltensweisen, Gedanken und Handlungen, bevor Sie sich eine eigene Meinung bilden.
Ich nehme alles mit einem Körnchen Salz, immer bleiben wachsam und vorsichtig.

Das Leben hat seine Höhen und tiefen, aber ich versuche immer, über Wasser zu halten. Der Versuch ist das Schlüsselwort!

Ich oft meine Erwartungen überprüfen und möglicherweise senken sie manchmal Dinge in Perspektive zu halten.

Im Alter von 20 Jahren habe ich 2 Jahre Dienst in der Armee, füllen die Position des Sergeant abgeschlossen. Es war auf jeden Fall, eine wichtige Erfahrung für mich.

Ich habe zwei erwachsene Söhne. Ich liebe sie sehr teuer!
Ich genieße eine fürsorgliche Mutter, nicht perfekt, mit immer
Raum für Verbesserungen.

AUSBILDUNG:
*Ich habe Abschluss mit **Auszeichnung in der Wissenschaft,** und*
*mit **Auszeichnung in Physik.***

Seneca College
Mikrobiologische/chemische Technologie

Fachschule
Architektur/mechanische Ausarbeitung

Schule der Buchhaltung
Allgemeine Buchhaltung

BERUF:

Ich arbeite derzeit als Naturopathic Berater.

BERUFLICHEN WERDEGANG:
Medikament Handelsgesellschaft - Toronto
Mikrobiologische/chemische Technologe

FABERGE - Toronto
Qualitätskontrolle / Laborleiter

REVLON - Toronto
Qualitätskontrolle / Laborleiter

ACCENTURE Geschäften für Utilities - Toronto
Buchhaltung/Administration

*Ich **lebte in:***
1) Toronto, Kanada
2) Argentinien.

Weiter Seite 57

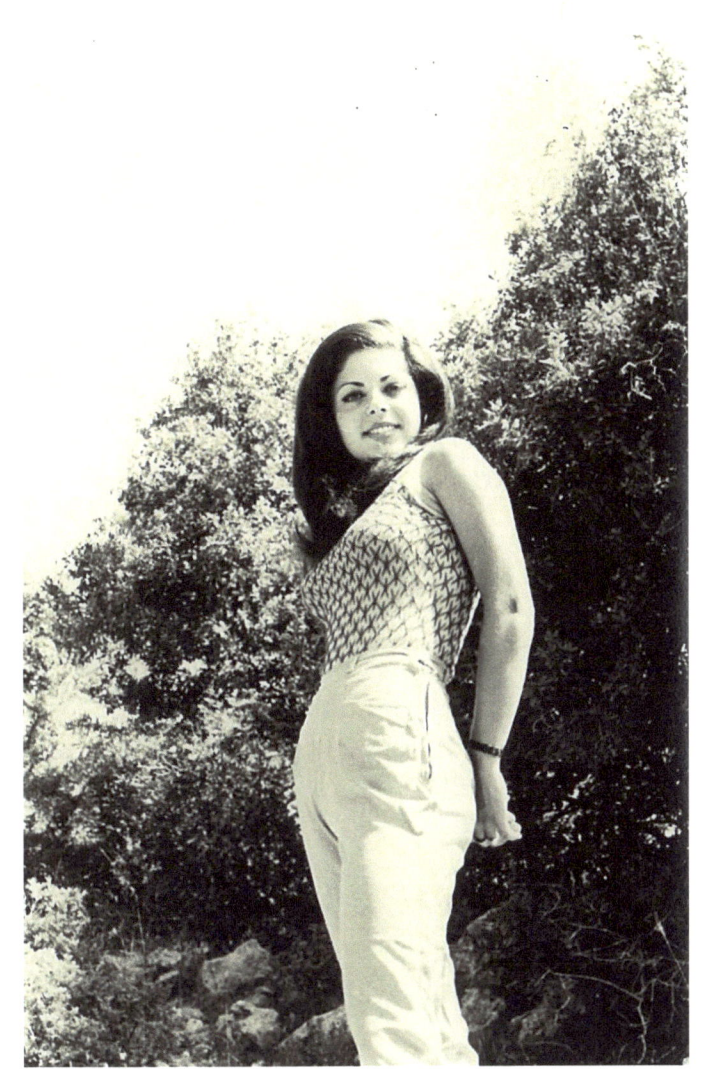

SHEILA BER, 2012.
(SHULLA)

Haftungsausschluss.

ZU ALKALIZE und ÜBERLEBEN!